Dieses Buch gehört

MONATSPLANER

Monatsziele

*
*
*
*
*
*
*

Termine

*
*
*
*
*
*
*

Veranstaltungen

*
*
*
*
*
*
*

Notizen

*
*
*
*
*
*
*

Übersicht

MONATSPLANER

Monat

Monatsziele

* ....
* ....
* ....
* ....
* ....
* ....
* ....

Termine

* ....
* ....
* ....
* ....
* ....
* ....
* ....

Veranstaltungen

* ....
* ....
* ....
* ....
* ....
* ....
* ....

Notizen

* ....
* ....
* ....
* ....
* ....
* ....
* ....

Woche 1

Woche 2

Woche 3

Woche 4

Woche 5

Übersicht

MONATSPLANER

Monatsziele

*
*
*
*
*
*
*

Termine

*
*
*
*
*
*
*

Veranstaltungen

*
*
*
*
*
*
*

Notizen

*
*
*
*
*
*
*

Übersicht

MONATSPLANER

Monat

Monatsziele

* ....
* ....
* ....
* ....
* ....
* ....
* ....

Termine

* ....
* ....
* ....
* ....
* ....
* ....
* ....

Veranstaltungen

* ....
* ....
* ....
* ....
* ....
* ....
* ....

Notizen

* ....
* ....
* ....
* ....
* ....
* ....
* ....

Woche 1

Woche 2

Woche 3

Woche 4

Woche 5

Übersicht

MONATSPLANER

Monat

Monatsziele

*
*
*
*
*
*
*

Termine

*
*
*
*
*
*
*

Veranstaltungen

*
*
*
*
*
*
*

Notizen

*
*
*
*
*
*
*

Woche 1

Woche 2

Woche 3

Woche 4

Woche 5

Übersicht

MONATSPLANER

Monat

Monatsziele

*
*
*
*
*
*
*

Termine

*
*
*
*
*
*
*

Veranstaltungen

*
*
*
*
*
*
*

Notizen

*
*
*
*
*
*
*

Woche 1

Woche 2

Woche 3

Woche 4

Woche 5

Übersicht

MONATSPLANER

Monatsziele

*
*
*
*
*
*
*

Termine

*
*
*
*
*
*
*

Veranstaltungen

*
*
*
*
*
*
*

Notizen

*
*
*
*
*
*
*

Woche 1

Woche 2

Woche 3

Woche 4

Woche 5

Übersicht

MONATSPLANER

Monat

Monatsziele

*
*
*
*
*
*
*

Termine

*
*
*
*
*
*
*

Veranstaltungen

*
*
*
*
*
*
*

Notizen

*
*
*
*
*
*
*

Woche 1

Woche 2

Woche 3

Woche 4

Woche 5

Übersicht

MONATSPLANER

Monatsziele

*
*
*
*
*
*
*

Termine

*
*
*
*
*
*
*

Veranstaltungen

*
*
*
*
*
*
*

Notizen

*
*
*
*
*
*

Übersicht

MONATSPLANER

Monatsziele

* _________________________
* _________________________
* _________________________
* _________________________
* _________________________
* _________________________
* _________________________

Termine

* _________________________
* _________________________
* _________________________
* _________________________
* _________________________
* _________________________
* _________________________

Veranstaltungen

* _________________________
* _________________________
* _________________________
* _________________________
* _________________________
* _________________________
* _________________________

Notizen

* _________________________
* _________________________
* _________________________
* _________________________
* _________________________
* _________________________
* _________________________

Woche 1

Woche 2

Woche 3

Woche 4

Woche 5

Übersicht

MONATSPLANER

Monatsziele

*
*
*
*
*
*
*

Termine

*
*
*
*
*
*
*

Veranstaltungen

*
*
*
*
*
*
*

Notizen

*
*
*
*
*
*
*

Übersicht

MONATSPLANER

Monatsziele

*
*
*
*
*
*
*

Termine

*
*
*
*
*
*
*

Veranstaltungen

*
*
*
*
*
*
*

Notizen

*
*
*
*
*
*
*

Übersicht

MONATSPLANER

Monatsziele

*
*
*
*
*
*
*

Termine

*
*
*
*
*
*
*

Veranstaltungen

*
*
*
*
*
*
*

Notizen

*
*
*
*
*
*
*

Übersicht

MONATSPLANER

Monatsziele

*
*
*
*
*
*
*

Termine

*
*
*
*
*
*
*

Veranstaltungen

*
*
*
*
*
*
*

Notizen

*
*
*
*
*
*
*

Übersicht

MONATSPLANER

Monatsziele

*
*
*
*
*
*
*

Termine

*
*
*
*
*
*
*

Veranstaltungen

*
*
*
*
*
*
*

Notizen

*
*
*
*
*
*
*

Woche 1

Woche 2

Woche 3

Woche 4

Woche 5

Übersicht

MONATSPLANER

Monatsziele

* ------------------------------
* ------------------------------
* ------------------------------
* ------------------------------
* ------------------------------
* ------------------------------
* ------------------------------

Termine

* ------------------------------
* ------------------------------
* ------------------------------
* ------------------------------
* ------------------------------
* ------------------------------
* ------------------------------

Veranstaltungen

* ------------------------------
* ------------------------------
* ------------------------------
* ------------------------------
* ------------------------------
* ------------------------------
* ------------------------------

Notizen

* ------------------------------
* ------------------------------
* ------------------------------
* ------------------------------
* ------------------------------
* ------------------------------
* ------------------------------

Woche 1

Woche 2

Woche 3

Woche 4

Woche 5

Übersicht

MONATSPLANER

Monatsziele

*
*
*
*
*
*
*

Termine

*
*
*
*
*
*
*

Veranstaltungen

*
*
*
*
*
*
*

Notizen

*
*
*
*
*
*
*

Woche 1

Woche 2

Woche 3

Woche 4

Woche 5

Übersicht

MONATSPLANER

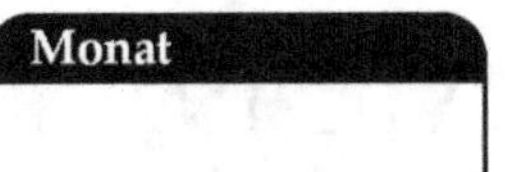

Monatsziele

* ------------------------------
* ------------------------------
* ------------------------------
* ------------------------------
* ------------------------------
* ------------------------------
* ------------------------------

Termine

* ------------------------------
* ------------------------------
* ------------------------------
* ------------------------------
* ------------------------------
* ------------------------------
* ------------------------------

Veranstaltungen

* ------------------------------
* ------------------------------
* ------------------------------
* ------------------------------
* ------------------------------
* ------------------------------
* ------------------------------

Notizen

* ------------------------------
* ------------------------------
* ------------------------------
* ------------------------------
* ------------------------------
* ------------------------------
* ------------------------------

Woche 1

Woche 2

Woche 3

Woche 4

Woche 5

Übersicht

MONATSPLANER

Monatsziele

* ----------
* ----------
* ----------
* ----------
* ----------
* ----------
* ----------

Termine

* ----------
* ----------
* ----------
* ----------
* ----------
* ----------
* ----------

Veranstaltungen

* ----------
* ----------
* ----------
* ----------
* ----------
* ----------
* ----------

Notizen

* ----------
* ----------
* ----------
* ----------
* ----------
* ----------
* ----------

Woche 1

Woche 2

Woche 3

Woche 4

Woche 5

Übersicht

MONATSPLANER

Monatsziele

*
*
*
*
*
*
*

Termine

*
*
*
*
*
*
*

Veranstaltungen

*
*
*
*
*
*
*

Notizen

*
*
*
*
*
*
*

Woche 1

Woche 2

Woche 3

Woche 4

Woche 5

Übersicht

MONATSPLANER

Monatsziele

* ____________________
* ____________________
* ____________________
* ____________________
* ____________________
* ____________________
* ____________________

Termine

* ____________________
* ____________________
* ____________________
* ____________________
* ____________________
* ____________________
* ____________________

Veranstaltungen

* ____________________
* ____________________
* ____________________
* ____________________
* ____________________
* ____________________
* ____________________

Notizen

* ____________________
* ____________________
* ____________________
* ____________________
* ____________________
* ____________________
* ____________________

Übersicht

MONATSPLANER

Monatsziele

*
*
*
*
*
*
*

Termine

*
*
*
*
*
*
*

Veranstaltungen

*
*
*
*
*
*

Notizen

*
*
*
*
*
*
*

Übersicht

MONATSPLANER

Monatsziele

*
*
*
*
*
*
*

Termine

*
*
*
*
*
*
*

Veranstaltungen

*
*
*
*
*
*
*

Notizen

*
*
*
*
*
*
*

Übersicht

MONATSPLANER

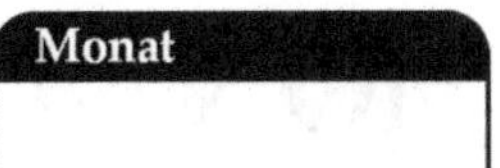

Monatsziele

*
*
*
*
*
*
*

Termine

*
*
*
*
*
*
*

Veranstaltungen

*
*
*
*
*
*
*

Notizen

*
*
*
*
*
*
*

Woche 1

Woche 2

Woche 3

Woche 4

Woche 5

Übersicht

MONATSPLANER

Monatsziele

* --------------------------------
* --------------------------------
* --------------------------------
* --------------------------------
* --------------------------------
* --------------------------------
* --------------------------------

Termine

* --------------------------------
* --------------------------------
* --------------------------------
* --------------------------------
* --------------------------------
* --------------------------------
* --------------------------------

Veranstaltungen

* --------------------------------
* --------------------------------
* --------------------------------
* --------------------------------
* --------------------------------
* --------------------------------
* --------------------------------

Notizen

* --------------------------------
* --------------------------------
* --------------------------------
* --------------------------------
* --------------------------------
* --------------------------------
* --------------------------------

Woche 1

Woche 2

Woche 3

Woche 4

Woche 5

Übersicht

MONATSPLANER

Monatsziele

*
*
*
*
*
*
*

Termine

*
*
*
*
*
*
*

Veranstaltungen

*
*
*
*
*
*
*

Notizen

*
*
*
*
*
*
*

Übersicht

MONATSPLANER

Monatsziele

*
*
*
*
*
*
*

Termine

*
*
*
*
*
*
*

Veranstaltungen

*
*
*
*
*
*
*

Notizen

*
*
*
*
*
*
*

Übersicht

MONATSPLANER

Monatsziele

* ___________________________
* ___________________________
* ___________________________
* ___________________________
* ___________________________
* ___________________________
* ___________________________

Termine

* ___________________________
* ___________________________
* ___________________________
* ___________________________
* ___________________________
* ___________________________
* ___________________________

Veranstaltungen

* ___________________________
* ___________________________
* ___________________________
* ___________________________
* ___________________________
* ___________________________
* ___________________________

Notizen

* ___________________________
* ___________________________
* ___________________________
* ___________________________
* ___________________________
* ___________________________

Woche 1

Woche 2

Woche 3

Woche 4

Woche 5

Übersicht

MONATSPLANER

Monatsziele

*
*
*
*
*
*
*

Termine

*
*
*
*
*
*
*

Veranstaltungen

*
*
*
*
*
*
*

Notizen

*
*
*
*
*
*
*

Woche 1

Woche 2

Woche 3

Woche 4

Woche 5

Übersicht

MONATSPLANER

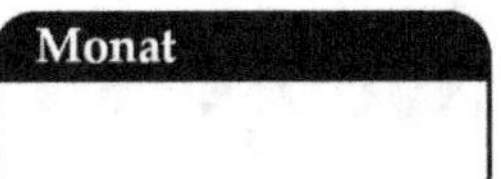

Monatsziele

* ----------
* ----------
* ----------
* ----------
* ----------
* ----------
* ----------

Termine

* ----------
* ----------
* ----------
* ----------
* ----------
* ----------
* ----------

Veranstaltungen

* ----------
* ----------
* ----------
* ----------
* ----------
* ----------
* ----------

Notizen

* ----------
* ----------
* ----------
* ----------
* ----------
* ----------
* ----------

Woche 1

Woche 2

Woche 3

Woche 4

Woche 5

Übersicht

MONATSPLANER

Monat

Monatsziele

* ------------------------------
* ------------------------------
* ------------------------------
* ------------------------------
* ------------------------------
* ------------------------------
* ------------------------------

Termine

* ------------------------------
* ------------------------------
* ------------------------------
* ------------------------------
* ------------------------------
* ------------------------------
* ------------------------------

Veranstaltungen

* ------------------------------
* ------------------------------
* ------------------------------
* ------------------------------
* ------------------------------
* ------------------------------
* ------------------------------

Notizen

* ------------------------------
* ------------------------------
* ------------------------------
* ------------------------------
* ------------------------------
* ------------------------------
* ------------------------------

Woche 1

Woche 2

Woche 3

Woche 4

Woche 5

Übersicht

MONATSPLANER

Monatsziele

* --------------------------------
* --------------------------------
* --------------------------------
* --------------------------------
* --------------------------------
* --------------------------------
* --------------------------------

Termine

* --------------------------------
* --------------------------------
* --------------------------------
* --------------------------------
* --------------------------------
* --------------------------------
* --------------------------------

Veranstaltungen

* --------------------------------
* --------------------------------
* --------------------------------
* --------------------------------
* --------------------------------
* --------------------------------
* --------------------------------

Notizen

* --------------------------------
* --------------------------------
* --------------------------------
* --------------------------------
* --------------------------------
* --------------------------------
* --------------------------------

Übersicht

MONATSPLANER

Monat

Monatsziele

*
*
*
*
*
*
*

Termine

*
*
*
*
*
*
*

Veranstaltungen

*
*
*
*
*
*
*

Notizen

*
*
*
*
*
*
*

Woche 1

Woche 2

Woche 3

Woche 4

Woche 5

Übersicht

MONATSPLANER

Monatsziele

*
*
*
*
*
*
*

Termine

*
*
*
*
*
*
*

Veranstaltungen

*
*
*
*
*
*
*

Notizen

*
*
*
*
*
*
*

Woche 1

Woche 2

Woche 3

Woche 4

Woche 5

Übersicht

MONATSPLANER

Monatsziele

*
*
*
*
*
*
*

Termine

*
*
*
*
*
*
*

Veranstaltungen

*
*
*
*
*
*
*

Notizen

*
*
*
*
*
*
*

Übersicht

MONATSPLANER

Monatsziele

*
*
*
*
*
*
*

Termine

*
*
*
*
*
*
*

Veranstaltungen

*
*
*
*
*
*
*

Notizen

*
*
*
*
*
*
*

Übersicht

MONATSPLANER

Monatsziele

*
*
*
*
*
*
*

Termine

*
*
*
*
*
*
*

Veranstaltungen

*
*
*
*
*
*
*

Notizen

*
*
*
*
*
*
*

Übersicht

MONATSPLANER

Monatsziele

* --
* --
* --
* --
* --
* --
* --

Termine

* --
* --
* --
* --
* --
* --
* --

Veranstaltungen

* --
* --
* --
* --
* --
* --
* --

Notizen

* --
* --
* --
* --
* --
* --
* --

Woche 1

Woche 2

Woche 3

Woche 4

Woche 5

Übersicht

MONATSPLANER

Monatsziele

*
*
*
*
*
*
*

Termine

*
*
*
*
*
*
*

Veranstaltungen

*
*
*
*
*
*
*

Notizen

*
*
*
*
*
*
*

Übersicht

MONATSPLANER

Monatsziele

*
*
*
*
*
*
*

Termine

*
*
*
*
*
*
*

Veranstaltungen

*
*
*
*
*
*
*

Notizen

*
*
*
*
*
*
*

Woche 1

Woche 2

Woche 3

Woche 4

Woche 5

Übersicht

MONATSPLANER

Monatsziele

*
*
*
*
*
*
*

Termine

*
*
*
*
*
*
*

Veranstaltungen

*
*
*
*
*
*
*

Notizen

*
*
*
*
*
*
*

Übersicht

MONATSPLANER

Monatsziele

*
*
*
*
*
*
*

Termine

*
*
*
*
*
*
*

Veranstaltungen

*
*
*
*
*
*
*

Notizen

*
*
*
*
*
*

Übersicht

MONATSPLANER

Monatsziele

*
*
*
*
*
*
*

Termine

*
*
*
*
*
*
*

Veranstaltungen

*
*
*
*
*
*
*

Notizen

*
*
*
*
*
*
*

Übersicht

MONATSPLANER

Monatsziele

*
*
*
*
*
*
*

Termine

*
*
*
*
*
*
*

Veranstaltungen

*
*
*
*
*
*
*

Notizen

*
*
*
*
*
*
*

Übersicht

MONATSPLANER

Monatsziele

*
*
*
*
*
*
*

Termine

*
*
*
*
*
*
*

Veranstaltungen

*
*
*
*
*
*
*

Notizen

*
*
*
*
*
*
*

Übersicht

MONATSPLANER

Monatsziele

*
*
*
*
*
*
*

Termine

*
*
*
*
*
*
*

Veranstaltungen

*
*
*
*
*
*
*

Notizen

*
*
*
*
*
*
*

Woche 1

Woche 2

Woche 3

Woche 4

Woche 5

Übersicht

MONATSPLANER

Monatsziele

*
*
*
*
*
*
*

Termine

*
*
*
*
*
*
*

Veranstaltungen

*
*
*
*
*
*
*

Notizen

*
*
*
*
*
*
*

Woche 1

Woche 2

Woche 3

Woche 4

Woche 5

Übersicht

MONATSPLANER

Monatsziele

*
*
*
*
*
*
*

Termine

*
*
*
*
*
*
*

Veranstaltungen

*
*
*
*
*
*
*

Notizen

*
*
*
*
*
*
*

Übersicht

MONATSPLANER

Monatsziele

*
*
*
*
*
*
*

Termine

*
*
*
*
*
*
*

Veranstaltungen

*
*
*
*
*
*
*

Notizen

*
*
*
*
*
*
*

Übersicht

MONATSPLANER

Monatsziele

*
*
*
*
*
*
*

Termine

*
*
*
*
*
*
*

Veranstaltungen

*
*
*
*
*
*
*

Notizen

*
*
*
*
*
*
*

Woche 1

Woche 2

Woche 3

Woche 4

Woche 5

Übersicht

MONATSPLANER

Monatsziele

*
*
*
*
*
*
*

Termine

*
*
*
*
*
*
*

Veranstaltungen

*
*
*
*
*
*
*

Notizen

*
*
*
*
*
*
*

Übersicht

MONATSPLANER

Monatsziele

* ______________________
* ______________________
* ______________________
* ______________________
* ______________________
* ______________________
* ______________________

Termine

* ______________________
* ______________________
* ______________________
* ______________________
* ______________________
* ______________________
* ______________________

Veranstaltungen

* ______________________
* ______________________
* ______________________
* ______________________
* ______________________
* ______________________
* ______________________

Notizen

* ______________________
* ______________________
* ______________________
* ______________________
* ______________________
* ______________________
* ______________________

Woche 1

Woche 2

Woche 3

Woche 4

Woche 5

Übersicht

MONATSPLANER

Monatsziele

*
*
*
*
*
*
*

Termine

*
*
*
*
*
*
*

Veranstaltungen

*
*
*
*
*
*
*

Notizen

*
*
*
*
*
*
*

Woche 1

Woche 2

Woche 3

Woche 4

Woche 5

Übersicht

MONATSPLANER

Monatsziele

*
*
*
*
*
*
*

Termine

*
*
*
*
*
*
*

Veranstaltungen

*
*
*
*
*
*
*

Notizen

*
*
*
*
*
*
*

Übersicht

MONATSPLANER

Monatsziele

* --
* --
* --
* --
* --
* --
* --

Termine

* --
* --
* --
* --
* --
* --
* --

Veranstaltungen

* --
* --
* --
* --
* --
* --
* --

Notizen

* --
* --
* --
* --
* --
* --
* --

Woche 1

Woche 2

Woche 3

Woche 4

Woche 5

Übersicht

MONATSPLANER

Monatsziele

* --
* --
* --
* --
* --
* --
* --

Termine

* --
* --
* --
* --
* --
* --
* --

Veranstaltungen

* --
* --
* --
* --
* --
* --
* --

Notizen

* --
* --
* --
* --
* --
* --
* --

Woche 1

Woche 2

Woche 3

Woche 4

Woche 5

Übersicht

MONATSPLANER

Monatsziele

*
*
*
*
*
*
*

Termine

*
*
*
*
*
*
*

Veranstaltungen

*
*
*
*
*
*
*

Notizen

*
*
*
*
*
*
*

Woche 1

Woche 2

Woche 3

Woche 4

Woche 5

Übersicht

MONATSPLANER

Monatsziele

*
*
*
*
*
*
*

Termine

*
*
*
*
*
*
*

Veranstaltungen

*
*
*
*
*
*
*

Notizen

*
*
*
*
*
*
*

Woche 1

Woche 2

Woche 3

Woche 4

Woche 5

Übersicht

MONATSPLANER

Monatsziele

*
*
*
*
*
*
*

Termine

*
*
*
*
*
*
*

Veranstaltungen

*
*
*
*
*
*
*

Notizen

*
*
*
*
*
*
*

Übersicht

MONATSPLANER

Monatsziele

* --
* --
* --
* --
* --
* --
* --

Termine

* --
* --
* --
* --
* --
* --
* --

Veranstaltungen

* --
* --
* --
* --
* --
* --

Notizen

* --
* --
* --
* --
* --
* --

Woche 1

Woche 2

Woche 3

Woche 4

Woche 5

Übersicht

MONATSPLANER

Monatsziele

* ----------
* ----------
* ----------
* ----------
* ----------
* ----------
* ----------

Termine

* ----------
* ----------
* ----------
* ----------
* ----------
* ----------
* ----------

Veranstaltungen

* ----------
* ----------
* ----------
* ----------
* ----------
* ----------
* ----------

Notizen

* ----------
* ----------
* ----------
* ----------
* ----------
* ----------
* ----------

Übersicht

MONATSPLANER

Monatsziele

* _______________________________
* _______________________________
* _______________________________
* _______________________________
* _______________________________
* _______________________________
* _______________________________

Termine

* _______________________________
* _______________________________
* _______________________________
* _______________________________
* _______________________________
* _______________________________
* _______________________________

Veranstaltungen

* _______________________________
* _______________________________
* _______________________________
* _______________________________
* _______________________________
* _______________________________
* _______________________________

Notizen

* _______________________________
* _______________________________
* _______________________________
* _______________________________
* _______________________________
* _______________________________
* _______________________________

Woche 1

Woche 2

Woche 3

Woche 4

Woche 5

Übersicht

MONATSPLANER

Monatsziele

*
*
*
*
*
*
*

Termine

*
*
*
*
*
*
*

Veranstaltungen

*
*
*
*
*
*
*

Notizen

*
*
*
*
*
*
*

Übersicht

MONATSPLANER

Monatsziele

*
*
*
*
*
*
*

Termine

*
*
*
*
*
*
*

Veranstaltungen

*
*
*
*
*
*
*

Notizen

*
*
*
*
*
*
*

Woche 1

Woche 2

Woche 3

Woche 4

Woche 5

Übersicht

MONATSPLANER

Monatsziele

*
*
*
*
*
*
*

Termine

*
*
*
*
*
*
*

Veranstaltungen

*
*
*
*
*
*
*

Notizen

*
*
*
*
*
*
*

Woche 1

Woche 2

Woche 3

Woche 4

Woche 5

Übersicht

MONATSPLANER

Monatsziele

*
*
*
*
*
*
*

Termine

*
*
*
*
*
*
*

Veranstaltungen

*
*
*
*
*
*

Notizen

*
*
*
*
*
*

Übersicht

MONATSPLANER

Monatsziele

*
*
*
*
*
*
*

Termine

*
*
*
*
*
*
*

Veranstaltungen

*
*
*
*
*
*
*

Notizen

*
*
*
*
*
*
*

Übersicht

MONATSPLANER

Monatsziele

*
*
*
*
*
*
*

Termine

*
*
*
*
*
*
*

Veranstaltungen

*
*
*
*
*
*
*

Notizen

*
*
*
*
*
*
*

Woche 1

Woche 2

Woche 3

Woche 4

Woche 5

Übersicht

MONATSPLANER

Monatsziele

*
*
*
*
*
*

Termine

*
*
*
*
*
*
*

Veranstaltungen

*
*
*
*
*
*

Notizen

*
*
*
*
*
*
*

Übersicht

MONATSPLANER

Monatsziele

*
*
*
*
*
*

Termine

*
*
*
*
*
*
*

Veranstaltungen

*
*
*
*
*
*
*

Notizen

*
*
*
*
*
*
*

Woche 1

Woche 2

Woche 3

Woche 4

Woche 5

Übersicht

MONATSPLANER

Monatsziele

*
*
*
*
*
*
*

Termine

*
*
*
*
*
*
*

Veranstaltungen

*
*
*
*
*
*
*

Notizen

*
*
*
*
*
*
*

Übersicht

MONATSPLANER

Monatsziele

*
*
*
*
*
*

Termine

*
*
*
*
*
*

Veranstaltungen

*
*
*
*
*
*

Notizen

*
*
*
*
*
*

Übersicht

MONATSPLANER

Monat

Monatsziele

*
*
*
*
*
*
*

Termine

*
*
*
*
*
*
*

Veranstaltungen

*
*
*
*
*
*
*

Notizen

*
*
*
*
*
*
*

Woche 1

Woche 2

Woche 3

Woche 4

Woche 5

Übersicht

MONATSPLANER

Monatsziele

* ________________
* ________________
* ________________
* ________________
* ________________
* ________________
* ________________

Termine

* ________________
* ________________
* ________________
* ________________
* ________________
* ________________
* ________________

Veranstaltungen

* ________________
* ________________
* ________________
* ________________
* ________________
* ________________
* ________________

Notizen

* ________________
* ________________
* ________________
* ________________
* ________________
* ________________

Woche 1

Woche 2

Woche 3

Woche 4

Woche 5

Übersicht

MONATSPLANER

Monatsziele

*
*
*
*
*
*
*

Termine

*
*
*
*
*
*
*

Veranstaltungen

*
*
*
*
*
*
*

Notizen

*
*
*
*
*
*
*

Übersicht

MONATSPLANER

Monatsziele

*
*
*
*
*
*
*

Termine

*
*
*
*
*
*
*

Veranstaltungen

*
*
*
*
*
*
*

Notizen

*
*
*
*
*
*
*

Woche 1

Woche 2

Woche 3

Woche 4

Woche 5

Übersicht

MONATSPLANER

Monatsziele

*
*
*
*
*
*
*

Termine

*
*
*
*
*
*
*

Veranstaltungen

*
*
*
*
*
*
*

Notizen

*
*
*
*
*
*
*

Übersicht

MONATSPLANER

Monatsziele

*
*
*
*
*
*
*

Termine

*
*
*
*
*
*
*

Veranstaltungen

*
*
*
*
*
*
*

Notizen

*
*
*
*
*
*

Woche 1

Woche 2

Woche 3

Woche 4

Woche 5

Übersicht

MONATSPLANER

Monatsziele

*
*
*
*
*
*
*

Termine

*
*
*
*
*
*
*

Veranstaltungen

*
*
*
*
*
*
*

Notizen

*
*
*
*
*
*
*

Übersicht

MONATSPLANER

Monat

Monatsziele

*
*
*
*
*
*
*

Termine

*
*
*
*
*
*
*

Veranstaltungen

*
*
*
*
*
*
*

Notizen

*
*
*
*
*
*
*

Woche 1

Woche 2

Woche 3

Woche 4

Woche 5

Übersicht

MONATSPLANER

Monatsziele

*
*
*
*
*
*
*

Termine

*
*
*
*
*
*
*

Veranstaltungen

*
*
*
*
*
*
*

Notizen

*
*
*
*
*
*
*

Übersicht

MONATSPLANER

Monatsziele

*
*
*
*
*
*
*

Termine

*
*
*
*
*
*
*

Veranstaltungen

*
*
*
*
*
*
*

Notizen

*
*
*
*
*
*

Übersicht

MONATSPLANER

Monatsziele

*
*
*
*
*
*
*

Termine

*
*
*
*
*
*
*

Veranstaltungen

*
*
*
*
*
*
*

Notizen

*
*
*
*
*
*
*

Übersicht

MONATSPLANER

Monatsziele

*
*
*
*
*
*
*

Termine

*
*
*
*
*
*
*

Veranstaltungen

*
*
*
*
*
*
*

Notizen

*
*
*
*
*
*

Übersicht

MONATSPLANER

Monatsziele

*
*
*
*
*
*
*

Termine

*
*
*
*
*
*
*

Veranstaltungen

*
*
*
*
*
*
*

Notizen

*
*
*
*
*
*
*

Woche 1

Woche 2

Woche 3

Woche 4

Woche 5

Übersicht

MONATSPLANER

Monatsziele

*
*
*
*
*
*
*

Termine

*
*
*
*
*
*
*

Veranstaltungen

*
*
*
*
*
*
*

Notizen

*
*
*
*
*
*
*

Übersicht

MONATSPLANER

Monatsziele

*
*
*
*
*
*
*

Termine

*
*
*
*
*
*
*

Veranstaltungen

*
*
*
*
*
*
*

Notizen

*
*
*
*
*
*
*

Übersicht

MONATSPLANER

Monatsziele

*
*
*
*
*
*
*

Termine

*
*
*
*
*
*
*

Veranstaltungen

*
*
*
*
*
*
*

Notizen

*
*
*
*
*
*
*

Woche 1

Woche 2

Woche 3

Woche 4

Woche 5

Übersicht

MONATSPLANER

Monat

Monatsziele

*
*
*
*
*
*
*

Termine

*
*
*
*
*
*
*

Veranstaltungen

*
*
*
*
*
*
*

Notizen

*
*
*
*
*
*
*

Woche 1

Woche 2

Woche 3

Woche 4

Woche 5

Übersicht

MONATSPLANER

Monatsziele

*
*
*
*
*
*

Termine

*
*
*
*
*
*

Veranstaltungen

*
*
*
*
*
*

Notizen

*
*
*
*
*
*

Übersicht

MONATSPLANER

Monatsziele

*
*
*
*
*
*
*

Termine

*
*
*
*
*
*
*

Veranstaltungen

*
*
*
*
*
*
*

Notizen

*
*
*
*
*
*

Übersicht

MONATSPLANER

Monatsziele

*
*
*
*
*
*
*

Termine

*
*
*
*
*
*
*

Veranstaltungen

*
*
*
*
*
*
*

Notizen

*
*
*
*
*
*

Woche 1

Woche 2

Woche 3

Woche 4

Woche 5

Übersicht

MONATSPLANER

Monatsziele

*
*
*
*
*
*
*

Termine

*
*
*
*
*
*
*

Veranstaltungen

*
*
*
*
*
*
*

Notizen

*
*
*
*
*
*
*

Übersicht

MONATSPLANER

Monatsziele

*
*
*
*
*
*
*

Termine

*
*
*
*
*
*
*

Veranstaltungen

*
*
*
*
*
*
*

Notizen

*
*
*
*
*
*
*

Woche 1

Woche 2

Woche 3

Woche 4

Woche 5

Übersicht

MONATSPLANER

Monatsziele

*
*
*
*
*
*
*

Termine

*
*
*
*
*
*
*

Veranstaltungen

*
*
*
*
*
*
*

Notizen

*
*
*
*
*
*
*

Übersicht

MONATSPLANER

Monatsziele

*
*
*
*
*
*
*

Termine

*
*
*
*
*
*
*

Veranstaltungen

*
*
*
*
*
*
*

Notizen

*
*
*
*
*
*

Übersicht

MONATSPLANER

Monat

Monatsziele

* --------------------------------
* --------------------------------
* --------------------------------
* --------------------------------
* --------------------------------
* --------------------------------
* --------------------------------

Termine

* --------------------------------
* --------------------------------
* --------------------------------
* --------------------------------
* --------------------------------
* --------------------------------
* --------------------------------

Veranstaltungen

* --------------------------------
* --------------------------------
* --------------------------------
* --------------------------------
* --------------------------------
* --------------------------------
* --------------------------------

Notizen

* --------------------------------
* --------------------------------
* --------------------------------
* --------------------------------
* --------------------------------
* --------------------------------
* --------------------------------

Woche 1

Woche 2

Woche 3

Woche 4

Woche 5

Übersicht

MONATSPLANER

Monatsziele

* ----------------------------------
* ----------------------------------
* ----------------------------------
* ----------------------------------
* ----------------------------------
* ----------------------------------
* ----------------------------------

Termine

* ----------------------------------
* ----------------------------------
* ----------------------------------
* ----------------------------------
* ----------------------------------
* ----------------------------------
* ----------------------------------

Veranstaltungen

* ----------------------------------
* ----------------------------------
* ----------------------------------
* ----------------------------------
* ----------------------------------
* ----------------------------------
* ----------------------------------

Notizen

* ----------------------------------
* ----------------------------------
* ----------------------------------
* ----------------------------------
* ----------------------------------
* ----------------------------------
* ----------------------------------

Übersicht

MONATSPLANER

Monat

Monatsziele

* ________________
* ________________
* ________________
* ________________
* ________________
* ________________
* ________________

Termine

* ________________
* ________________
* ________________
* ________________
* ________________
* ________________
* ________________

Veranstaltungen

* ________________
* ________________
* ________________
* ________________
* ________________
* ________________
* ________________

Notizen

* ________________
* ________________
* ________________
* ________________
* ________________
* ________________
* ________________

Woche 1

Woche 2

Woche 3

Woche 4

Woche 5

Übersicht

MONATSPLANER

Monatsziele

*
*
*
*
*
*
*

Termine

*
*
*
*
*
*
*

Veranstaltungen

*
*
*
*
*
*
*

Notizen

*
*
*
*
*
*
*

Woche 1

Woche 2

Woche 3

Woche 4

Woche 5

Übersicht

MONATSPLANER

Monat

Monatsziele

*
*
*
*
*
*
*

Termine

*
*
*
*
*
*
*

Veranstaltungen

*
*
*
*
*
*
*

Notizen

*
*
*
*
*
*
*

Woche 1

Woche 2

Woche 3

Woche 4

Woche 5

Übersicht

MONATSPLANER

Monatsziele

*
*
*
*
*
*
*

Termine

*
*
*
*
*
*
*

Veranstaltungen

*
*
*
*
*
*
*

Notizen

*
*
*
*
*
*

Übersicht

MONATSPLANER

Monatsziele

* --
* --
* --
* --
* --
* --
* --

Termine

* --
* --
* --
* --
* --
* --
* --

Veranstaltungen

* --
* --
* --
* --
* --
* --
* --

Notizen

* --
* --
* --
* --
* --
* --
* --

Woche 1

Woche 2

Woche 3

Woche 4

Woche 5

Übersicht

MONATSPLANER

Monatsziele

*
*
*
*
*
*
*

Termine

*
*
*
*
*
*
*

Veranstaltungen

*
*
*
*
*
*
*

Notizen

*
*
*
*
*
*
*

Woche 1

Woche 2

Woche 3

Woche 4

Woche 5

Übersicht

MONATSPLANER

Monatsziele

*
*
*
*
*
*
*

Termine

*
*
*
*
*
*
*

Veranstaltungen

*
*
*
*
*
*
*

Notizen

*
*
*
*
*
*
*

Übersicht

MONATSPLANER

Monatsziele

*
*
*
*
*
*
*

Termine

*
*
*
*
*
*
*

Veranstaltungen

*
*
*
*
*
*
*

Notizen

*
*
*
*
*
*
*

Übersicht

MONATSPLANER

Monatsziele

*
*
*
*
*
*
*

Termine

*
*
*
*
*
*
*

Veranstaltungen

*
*
*
*
*
*
*

Notizen

*
*
*
*
*
*
*

Übersicht

MONATSPLANER

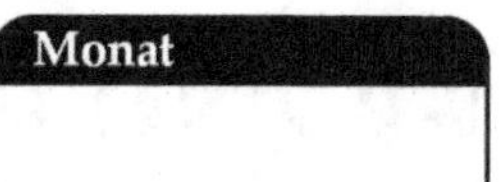

Monatsziele

*
*
*
*
*
*
*

Termine

*
*
*
*
*
*
*

Veranstaltungen

*
*
*
*
*
*
*

Notizen

*
*
*
*
*
*
*

Woche 1

Woche 2

Woche 3

Woche 4

Woche 5

Übersicht

MONATSPLANER

Monatsziele

*
*
*
*
*
*
*

Termine

*
*
*
*
*
*
*

Veranstaltungen

*
*
*
*
*
*
*

Notizen

*
*
*
*
*
*
*

Übersicht

MONATSPLANER

Monatsziele

*
*
*
*
*
*
*

Termine

*
*
*
*
*
*
*

Veranstaltungen

*
*
*
*
*
*
*

Notizen

*
*
*
*
*
*
*

Übersicht

MONATSPLANER

Monatsziele

*
*
*
*
*
*
*

Termine

*
*
*
*
*
*
*

Veranstaltungen

*
*
*
*
*
*
*

Notizen

*
*
*
*
*
*
*

Übersicht

MONATSPLANER

Monatsziele

*
*
*
*
*
*
*

Termine

*
*
*
*
*
*
*

Veranstaltungen

*
*
*
*
*
*
*

Notizen

*
*
*
*
*
*
*

Übersicht

MONATSPLANER

Monatsziele

*
*
*
*
*
*
*

Termine

*
*
*
*
*
*
*

Veranstaltungen

*
*
*
*
*
*
*

Notizen

*
*
*
*
*
*
*

Übersicht

MONATSPLANER

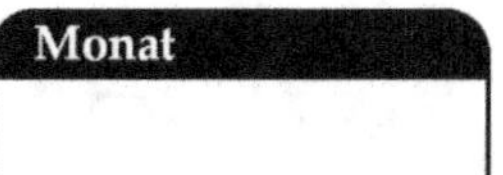

Monatsziele

*
*
*
*
*
*
*

Termine

*
*
*
*
*
*
*

Veranstaltungen

*
*
*
*
*
*
*

Notizen

*
*
*
*
*
*
*

Woche 1

Woche 2

Woche 3

Woche 4

Woche 5

Übersicht

MONATSPLANER

Monat

Monatsziele

*
*
*
*
*
*
*

Termine

*
*
*
*
*
*
*

Veranstaltungen

*
*
*
*
*
*
*

Notizen

*
*
*
*
*
*
*

Woche 1

Woche 2

Woche 3

Woche 4

Woche 5

Übersicht

MONATSPLANER

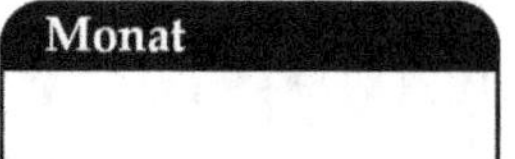

Monatsziele

*
*
*
*
*
*
*

Termine

*
*
*
*
*
*
*

Veranstaltungen

*
*
*
*
*
*
*

Notizen

*
*
*
*
*
*
*

Woche 1

Woche 2

Woche 3

Woche 4

Woche 5

Übersicht

MONATSPLANER

Monatsziele

* ____________________
* ____________________
* ____________________
* ____________________
* ____________________
* ____________________
* ____________________

Termine

* ____________________
* ____________________
* ____________________
* ____________________
* ____________________
* ____________________
* ____________________

Veranstaltungen

* ____________________
* ____________________
* ____________________
* ____________________
* ____________________
* ____________________
* ____________________

Notizen

* ____________________
* ____________________
* ____________________
* ____________________
* ____________________
* ____________________
* ____________________

Übersicht

MONATSPLANER

Monatsziele

*
*
*
*
*
*

Termine

*
*
*
*
*
*

Veranstaltungen

*
*
*
*
*
*

Notizen

*
*
*
*
*
*

Woche 1

Woche 2

Woche 3

Woche 4

Woche 5

Übersicht

MONATSPLANER

Monatsziele

*
*
*
*
*
*
*

Termine

*
*
*
*
*
*
*

Veranstaltungen

*
*
*
*
*
*
*

Notizen

*
*
*
*
*
*
*

Woche 1

Woche 2

Woche 3

Woche 4

Woche 5

Übersicht